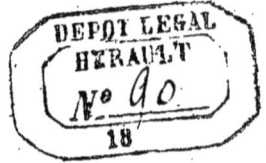

LA

FOURMI EN THÉRAPEUTIQUE

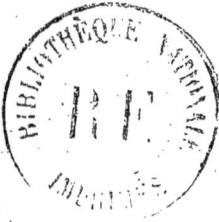

PAR

Joseph GALEN

DOCTEUR EN MÉDECINE

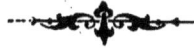

MONTPELLIER

IMPRIMERIE Gustave FIRMIN, MONTANE et SICARDI

Rue Ferdinand-Fabre et Quai du Verdanson

—

1905

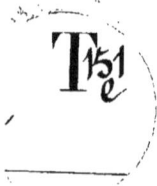

LA

FOURMI EN THÉRAPEUTIQUE

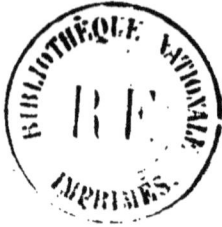

PAR

Joseph GALEN

DOCTEUR EN MÉDECINE

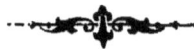

MONTPELLIER

IMPRIMERIE Gustave FIRMIN, MONTANE et SICARDI
Rue Ferdinand-Fabre et Quai du Verdanson

1905

AVANT-PROPOS

*S'il est doux, disait Horace, de contempler les flots agi-
tés quand on est rentré au port, il ne l'est pas moins, une
fois qu'on a atteint un but depuis longtemps poursuivi, de
se retourner afin de considérer le chemin parcouru.*

*Sans doute la joie d'en avoir fini avec les fatigues et les
appréhensions de la route entre, pour une part sensible
dans la satisfaction éprouvée en arrivant au but, mais, en
même temps, on ne saurait se défendre de quelque tristesse
au souvenir de cette partie de notre existence déjà écoulée.*

*Joies et peines ressenties par un cœur d'étudiant
passent devant vos yeux au moment de revêtir la robe de
Rabelais à l'épitoge bordée d'hermine.*

*Mais avant d'accomplir ce dernier acte de notre vie uni-
versitaire, il est de notre devoir, et nous le remplissons
avec la plus sincère gratitude, d'adresser un respectueux
hommage à tous nos maîtres de cette faculté.*

Monsieur le professeur Grasset a bien voulu accepter la

présidence de notre thèse; nous apprécions vivement tout le prix de l'honneur qu'il nous fait.

Que M. le professeur Granel reçoive nos remerciements pour la bienveillante sympathie qu'il n'a cessé de nous témoigner.

Que MM. les Professeurs agrégés Galavielle et Ardin-Delteil reçoivent l'assurance de nos meilleurs sentiments pour avoir bien voulu faire partie de notre jury.

Monsieur le docteur Clément, médecin des hôpitaux de Lyon, qui a tant fait pour le sujet qui nous occupe, voudra bien accepter l'expression de notre reconnaissance.

En terminant nous sommes heureux de redire à notre ami Hugues Clément, dont le concours nous a été si précieux, la profonde affection que nous avons pour lui.

INTRODUCTION

. Toul est dit et l'on vient trop
lard depuis plus de 7.000 ans qu'il
y a des hommes et qui pensent
et l'on ne fait que. glaner après
les anciens.

Si cette pensée de La Bruyère est exacte au point de vue
littéraire, elle l'est aussi bien souvent pour ce qui a trait
aux choses scientifiques. Nombreuses sont en effet les
inventions modernes dont l'idée première remonte très
avant dans le passé.

Pour ne citer qu'un ou 2 faits dans cet ordre d'idées
nous rappellerons que bien des instruments de chirurgie
moderne se trouvent décrits en partie du moins, dans
l'arsenal du parfait chirurgien de 1522.

Nous rappellerons encore qu'à l'exposition interna-
tionale de 1899 on fit grand bruit autour d'un dispositif
empruntant la lumière solaire pour la distillation de
liquides. Or l'idée n'était point neuve puisqu'en 1573
paraissait la première édition des « remèdes secrets »
de Jean *Liebault*, où pareil procédé se trouve décrit avec
figures à l'appui.

La thérapeutique ancienne sert également parfois de
base aux travaux des modernes.

Ces derniers cependant peuvent encore malgré leurs

antiques devanciers être utiles à leurs contemporains en extrayant l'utile d'une quantité de choses fausses, en précisant les points restés obscurs, en développant les concepts simplement ébauchés. Cela leur revient car, mûris par une longue suite d'âges, leurs esprits sont beaucoup moins portés à se laisser entraîner vers la fiction ; beaucoup plus empreints de positivisme et beaucoup plus capables d'expérimentation rigoureuse.

*
* *

Si nous suivons l'histoire de la thérapeutique au travers des temps, il nous semble qu'il en est de cette science comme de la mode, c'est-à-dire que tout passe pour revenir un jour sous une forme sinon identique, du moins semblable par bien des points.

Vêtus d'une peau de bête, les premiers hommes sortaient de leurs cavernes pour pourvoir à leur subsistance et combattre leurs maladies par le grand air et la lumière.

Plus tard ce furent les simples que cueillirent nos arrières ancêtres pour guérir leurs maux.

L'âge des plantes touchant à son déclin les hommes ne demandent plus aux végétaux que quelques légers services Ils attendent leur salut (dans les cas graves) de ces mélanges bizarres où depuis la corne jusqu'aux excréments des animaux, tout est employé pour former la plus curieuse des médications.

La matière brute tenue longtemps à l'écart par les primitifs philosophes médecins comme trop dissemblable des tissus de notre corps pour pouvoir contribuer à sa réparation (si j'ose m'exprimer ainsi) gagne enfin ses lettres de noblesse.

Cela dura jusqu'au moment où entraîné par une ardeur aussi vive qu'imprévue, l'homme abuse des émollients et de la lancette, faisant ainsi fi de tout le reste.

Après avoir changé les bases de l'industrie, la chimie devait aussi bouleverser la thérapeutique et beaucoup de ceux vivant aujourd'hui doivent avoir conservé souvenance de cette époque où, ne parlant plus que de synthèses, les chimistes promettent aux thérapeutes la guerison de tous les maux, grâce à l'analyse des matières organiques, des matières vivantes, premier pas, disent-ils, vers l'art de réparer l'organisme débile en lui donnant juste ce qui lui manque pour le rendre normal.

C'était un beau rêve.

Présentement la cure d'air de l'homme quaternaire revient à la mode sous le nom de sanatoria. Les bains de soleil sont à l'ordre du jour sur toutes les plages de la côte d'azur.

Les plantes tombées en oubli reviennent en faveur. Les tisanes de chiendent, de feuilles de noyer, de fucus vesiculosus, ne sont-elles pas journellement employées par tel ou tel de nos plus illustres professeurs ou cliniciens.

Les animaux si en vogue au temps jadis reprennent du crédit. Tous ceux qui lisent ont certainement présentes à l'esprit les pages écrites en faveur de l'acide formique préconisé après une rigoureuse expérimentation par le docteur Etienne Clément de Lyon.

L'action de cet acide, principe actif de l'antique fourmi de nos pères, nous a frappés.

Aussi l'avons-nous choisi comme sujet de notre thèse inaugurale.

Avant d'exposer les idées modernes émises sur cette préparation, nous croyons intéressant de retracer dans un premier chapitre l'historique de ce médicament par le temps et l'espace.

D'ailleurs en agissant ainsi, nous saisirons mieux que de toute autre façon les changements apportés à un principe par suite des différentes idées régnant dans son ambiance. Et cela apparaît d'ailleurs comme une conclusion nécessaire à donner aux quelques concepts émis dans ce court avant-propos.

FOURMI EN THÉRAPEUTIQUE

CHAPITRE PREMIER

HISTORIQUE

Abundat diviliis, nulla recaret (Lhomond)

Nous aidant des documents bibliographiques publiés par Clément dans son intéressante brochure, *l'acide formique*, et glanant ce que nous avons pris dans notre vieille bibliothèque universitaire de Montpellier, Fernel est le premier auteur (dans son œuvre de 1497) que nous rencontrâmes faisant mention des propriétés de la fourmi préparée alors sous forme d'huile.

Jean Liébault, dans la première édition (1573) « des quatre livres des secrets de médecine et de la philosophie chimique » (1) parle comme il suit à la page 166 de son ouvrage :

---

(1) A la suite du titre au dessous, on a faicts françois par M. Jean Liébault-Dijonnois, docteur, médecin à Paris. A Rouen, chez Jean-Baptiste Behourt, près le Palais.

« *Huyle de fourmis.* — Huyle distillée d'œufs de fourmis et l'herbe ourlie distillez ensemble. Frottée ès reins et à la vessie provoque l'urine. »

C'est à Léonel que Liébault emprunta ce procédé.

Une deuxième édition parue à la date de 1622 enseigna les mêmes choses.

Quant à Léonel, dont nous venons de citer le nom, il vivait quelque 100 ans auparavant et aurait lui-même emprunté les secrets en question à Louis de Gonhan, dont l'origine serait à placer de 1410 à 1415.

Gonhan employait pour fabriquer l'huile de fourmis la distillation, procédé de préparation attribué aux Arabes par Finnanel.

Dans une de ses premières éditions Ambroise Paré donne les fourmis comme aptes à procurer à l'homme toute la force nécessaire pour perpétuer sa race.

Voici ce qu'il dit (1) :

« Prenez œufs de fourmi et les faites bouillir en huile de camomile et y mettez pouldre de semences de ciboule, de roquette, d'euphorbe, etc. »

Autre citation:

« Pour les remèdes extérieurs, prenez huile de Suzeau en laquelle ferez infuser des fourmis et en frotterez les reins. »

Le même Ambroise Paré, dans la préface de son édition de 1575 nous apprend que « les ours envenimés pour avoir mangé des pommes de l'herbe appelée mandragore se guérissent en mangeant des fourmis ».

Dans l'édition de 1579, au *livre des animaux et de l'excellence de l'homme*, nous trouvons, en plus de la phrase précédente, que les ours : « après s'être longtemps vautrés, sortant

---

(1) *In* Clément.

de leurs cavernes, mangent l'herbe appelée aron sauvage
pour leur amollir le ventre qu'ils ont toujours dur et constipé
pendant qu'ils ont été à leur caverne, et après s'en vont à une
fourmilière où ils se couchent, tirant la langue de laquelle ils
dégoutent quelques humidités, la tenant toujours tirée jusqu'à
ce qu'ils sentent qu'elle soit couverte de fourmis ; lorsqu'ils
se sentent malades, puis les avalent pour se purger. »

Ce n'est qu'au XVIIe siècle que l'acide formique, bien avant
d'être connu comme entité chimique, semble avoir le plus de
vogue. On le prescrivait, sous forme d'un élixir à base de fourmis destiné à relever les forces chancelantes, à exciter l'appétit et à faire uriner (1).

Cet élixir, dans les vieiles pharmacopées, porte tantôt le
nom d'eau de fourmis, tantôt celui d'eau de magnanimité.

Hoffmann passe pour être l'inventeur de ce produit. Clément, dans la partie historique de son ouvrage, démontre que,
bien avant ce pharmacologiste, le nom d'eau de magnanimité
existait déjà. En effet, il n'a trouvé dans Hoffmann qu'une très
courte note relative aux fourmis ; de plus, cet auteur avoue la
tenir de Hartmann.

Ce dernier fut reçu médecin en 1606, puis professeur de chimie après avoir enseigné la rhétorique et les mathématiques
dans un collège d'Amberg (Haut-Palatinat).

Voici le texte d'Hoffmann cité par Clément :

« Formicarum aquam Joan Hartmano adescriptum, in pra-
tica chymiatrica, etsi experti non sumus quia tamen a viro
docto descriptam habemus, satis laudare non possum, eam
viro sic describit.

» R. aqua fragorum, centauri minoris (once, 2 livres), miel
blanc, 3 livres.

---

(1) Clément. In *Lyon-Médical*, 3 août 1903.

» Misce in cucurbita detruncata, tamque sine integumento in acervo formicarum sepeli usque ad summitatem, et formicæ consertim admodium irruent in vasculum dulcedine mellis scilicet attectæ. Post collectum parum sufficientem quantitatem exime vas, omnia invicem probe mixta agitando ; per alembicum ex cineribus elicatur aqua quæ diligenter servanda.

» Dosis ejus est, in principio paroxysmi cochlear (semis) ad summum.

» Hæc aqua inquit, interdum vomitum movet et vehementer ; ideo videndum, æger ad vomitum sit aptus.

» Idem auctor aquam Talaci proponit, quam probare, nec reprobare possum, cum de ea nullum habeam unum. » (*Oper. omnia*, Hoffmann, Supplément, tome I, Genève, 1754.)

Sylvius, en 1626, émet sur les fourmis des idées identiques à celles d'Ambroise Paré.

En 1634, Mouffetus, dans le *Insectorum sine minimorum animalium theatrum*, s'exprime ainsi :

« Au point de vue médical, il est peu de maladies qui ne guérissent par ces animaux (les fourmis), qui semblent être comme les mains des dieux.

» *Etes-vous brûlé par la fièvre ?* Je vais vous indiquer une eau admirable pour éteindre cet incendie. Mettez de l'eau et du miel dans une tasse, placez-la près d'une fourmilière, de telle façon que les fourmis y tombent facilement ; lorsqu'elles y seront tombées en quantité suffisante, agitez la tasse et distillez le contenu comme vous le faites pour l'eau rosée.

» La dose d'une moitié d'une cuillerée, ou davantage, suivant les forces du malade, provoque des vomissements *et évacuera aussi par les urines la force du mal.*

» Pline prétend que la *fièvre quotidienne, tierce, quarte* et toute fièvre intermittente est guérie si, après avoir approché la main d'une fourmilière on en a retiré la première qui a mordu l'extrémité des doigts et qui y est restée attachée.

» *Les oreilles vous font-elles mal ?*

» Remplissez un verre avec des œufs de fourmis et avec des fourmis. Enfermez-les dans un four jusqu'à ce que le pain se soit cuit, vous aurez là un remède excellent pour soulager les douleurs d'oreilles.

» *Vous n'y voyez pas d'un œil ?* Tirez le suc des fourmis rouges, mettez-le sur les yeux, ce liquide provoque une certaine douleur, mais guérit complètement les yeux malades.

» Les œufs de fourmis broyés et appliqués sur les oreilles guérissent rapidement les oreilles les plus paresseuses.

» Les uns broient les œufs de fourmis et appliquent la substance rendue liquide ; les autres les font macérer dans l'huile, les mettent sur le feu et les appliquent sur les oreilles.

» Si une *rétention d'urine* a produit de *l'hydropisie*, buvez dans du vin blanc vingt fourmis avec d'autant d'œufs et vous serez guéris.

» Les fourmis sont utilisées pour la guérison des diverses maladies des voies urinaires et la stérilité des femmes.

» Les fourmis mélangées avec leurs œufs et du sel guérissent *des démangeaisons de la gale.*

» Arnoldus recommande les œufs de fourmis et l'eau distillée avec eux pour la guérison de tous les *ulcères.*

» Prise avec du vin, cette eau dissipe les maux d'*estomac.*

» Si vous avez des *clous*, comptez-les, prenez autant de fourmis, brûlez-les, mêlez-les avec du vinaigre, appliquez-les sur la place et vous serez guéri.

» Enlevez la tête des fourmis que vous aurez prises ; écrasez le reste du corps, appliquez-les sur les abcès de n'importe quelle tumeur et vous serez guéri. »

En 1637, Jean de Renou publiait à Lyon ses œuvres pharmaceutiques, où, au chapitre XXV, page 465, il est écrit :

« Les boutiques de nos pharmaciens sont si bien fournies de tout que dans icelles on trouve jusqu'à des fourmis, desquelles ils font une certaine huile (1) de grande efficacité à plusieurs chofes et notamment pour éfeïller la vertu assoupie des parties génératrices et pour eschauffer ceux qui ne sont pas gaillards envers les dames. »

Le chercheur, dont les loisirs seraient assez longs pour lui permettre de feuilleter les livres médicaux parus à cette époque, ne trouverait pas une année, nous en sommes certain, sans qu'une pharmacopée mentionne les bienfaits de l'huile ou de l'eau de fourmis.

Ces loisirs, ne les ayant pas, nous n'avons rien trouvé de nouveau entre 1637 et 1641.

A cette dernière date, Mynsicht lance son *Thesaurus et armamentorium medico-chymicum.*

On y lit (2) entre autres questions intéressantes :

« Formicarum vinar.

» Sem. Erucæ ana q. v. mise et contunde ut fiat quasi pasta : Hanc vitro inde et sub dio soli tamdiu expone, donec oleum accipias, quod per expressionem separa et ad usum pro Balsamo nostro Venereo referua.

» Vires et usus.

» Si hoc oleo plantæ pedum et regio pubis ac perinei vagantur, mirabiliter torpentes excitat etiam a maleficio tales. »

Il convient de remarquer que l'huile de fourmis entre dans

---

(1) Le même auteur à l'article « Oleum formicarum » enseigne ainsi la fabrication de ce produit. « Macera quadraginta dies vase optimo clauso, estius soli exposito .

« Postea oleum exprime et usu repone.»

(2) Sectio XXXIII. De oleis compositis.

la composition de nombreux médicaments aux noms plus ou moins imagés.

C'est ainsi que le Baume de Vénus, l'huile acoustique, l'huile otalgique en renferment.

Les anciens attachaient, le fait est évident, des propriétés aphrodisiaques aux préparations de fourmis ; c'est pourquoi ils ont soin, comme dans le Baume de Vénus par exemple, de surajouter d'autres corps regardés comme doués des mêmes vertus, tels que la cantharide, les euphorbiacées.

Mynsicht, à côté de l'huile acoustique, décrit un esprit de vin acoustique, dans lequel ce sont des œufs de fourmis et non plus l'animal lui-même qui sont employés.

Si nous en croyons l'auteur, ces deux préparations seraient d'une efficacité sans bornes pour la guérison des maladies véritables de l'oreille et des bourdonnements.

De formicis, tel est le titre du chapitre XIV du livre III des œuvres de Hoffmann écrites en 1646 et 1647.

Nous avons déjà eu l'occasion de parler plus haut de ce thérapeute, eu égard à la paternité de l'eau de magnanimité.

Ici donc, contentons-nous de citer le texte latin :

« Utsus olei formicarum quem tradit. Desin nostrum quia infamis est substituo ego alium. Certum est succum emittere valde acrem si contrectes. Si inicias in aceruum illatum florem aut cernicaria, aut alceæ, aut alium tamen quæ prima super greditur dimittet succum et subito decolorabitur flos. Hinc credo argumentati sunt illi, qui pro infecundis pararunt balneum formicarium, ad recalfaciendum, non uterum tantum sed et totum habitem.

» Ex his ego elicio, oleum formicarum esse insigne « mipiougaripkun » quod de Vulpinio etiam Galenus prædicat, quo verbo intellecto, quia negotium facultatum sit expeditum, nihil dico amplius. »

À la même époque, l'huile de magnanimité est ainsi exposée

2

au point de vue de sa composition et de ses propriétés dans la pharmacopée de Johannis Schrodeni à la page 126 :

« L'eau de magnanimité est formée par un mélange de fourmis (prendre de préférence les plus grandes ayant un goût aigre) et d'esprit de vin.

« Ledit mélange doit demeurer dans un vase fermé jusqu'au moment où, par suite de la fermentation, il se liquéfie. Puis on le distillera et on l'aromatisera avec une toute petite quantité d'eau de cannelle.

» L'eau de magnanimité réchauffe beaucoup et excite. On l'emploie surtout dans l'atrophie, soit à l'usage externe, soit à l'interne.

» Si on y ajoute de l'anacardium, on confectionnera un excellent extrait pour fortifier la mémoire.

» Le plus grand effet de l'eau de magnanimité est produit à l'usage interne.

» Les meilleures fourmis sont celles qui ont pondu à l'époque de la pleine lune et qu'on fait macérer jusqu'à la pleine lune suivante. »

Dans le même livre, mais à la page 137, nous lisons que les fourmis réchauffent et dessèchent les humeurs, excitent les passions. L'acide extrait des fourmis refait les esprits vitaux. Les grandes fourmis, broyées et saupoudrées d'un peu de sel, guérissent la gale, la lèpre et les taches de rousseur.

Les œufs sont employés pour guérir les oreilles paresseuses. On frictionne avec des œufs de fourmis la mâchoire des enfants qui sont en mauvais état.

Employées par quantité et sous forme de lotions, les fourmis servent à fortifier le système nerveux. De là l'usage que l'on en fait dans la paralysie, la goutte, les affections « hystériques », la cachexie et autres affections semblables.

Toujours en 1647 paraît l'*Historia naturalis* d'Asibus, où, à la page 87 du second chapitre du livre VI, nous trouvons d'intéressants détails sur les fourmis. Ces détails les voici :

« En médecine, les fourmis sont d'un usage fréquent.

» D'après Gesnerus, l'eau extraite des fourmis excite les vomissements et chasse les fièvres.

» D'après Mériel, les œufs de fourmis broyés et appliqués sur les oreilles paresseuses les guérissent.

» Arnoldus les recommande pour la guérison des ulcères. Quelques-uns les broient et infusent la matière liquide qui en a été retirée.

» Les calculs sont chassés par un bain dans lequel a été versé de l'extrait de fourmis.

« L'huile et l'eau distillée de fourmis donnent de la virilité.

» Gesnerus conseille de prendre à jeun un mélange de fourmis, de noix, de poivre et de beurre.

» Appliquées avec du sel commun, des œufs, de l'axonge, elles guérissent les douleurs sciatiques.

» Marcel prétend que c'est aussi un remède contre les maladies de la peau. Serenus y trouve la guérison des démangeaisons et de la gale.

» D'autres y voient le moyen de faire disparaître clous et tumeurs. »

Dolant, comme Lemery, indiqua le procédé employé pour distiller les fourmis ; Moyse Charas le réexpliqua dans son XVᵉ chapitre en 1676.

Puis il ajoute : « On recommande beaucoup cette eau spirituelle pour éveiller et fortifier la chaleur naturelle et donner aux hommes et aux femmes du courage et de la vigueur pour l'acte vénérien, et pour cet effet on le renforce de quelques aromates (comme sont la cannelle, le girofle, le maïs) ; on l'estime aussi comme fort propre pour rétablir les personnes atrophiées ; on la donne depuis une demi-cuillérée jusqu'à une cuillérée entière, seule ou mêlée avec un peu de vin ou avec un tiers ou un quart d'eau de cannelle. »

En plus du procédé plus bas indiqué, il était à cette époque encore loisible de préparer les fourmis de la façon suivante :

« Mettre des-fourmis dans un matras et l'ayant bien bouché et enveloppé d'environ l'épaisseur d'un travers de doigt de la pâte dont on fait le pain, le mettre et le tenir dans le four d'un boulanger pendant toute la cuite de son gros pain, puis, l'ayant laissé refroidir, en couler la liqueur et la garder dans bouteille double, bien bouchée comme un remède que l'on estime beaucoup contre les surdités.

» On infuse aussi et on fait cuire après sur un feu fort doux les fourmis dans l'huile d'olives, puis on la coule et on la garde pour s'en servir en onction sur les parties naturelles pour aider au coït. On peut aussi tirer un sel volatil et une huile de fourmis, en les distillant par la cornue de même que les cantharides pour s'en servir presque aux mêmes usages.

» Nous avons tenu à donner ici les conseils de Lemery pour la distillation des fourmis plutôt que ceux de Charas, car étant absolument identiques, le meilleur nous a semblé de renvoyer à l'ouvrage le plus facile à se procurer, c'est-à-dire à celui de Lemery. Donc l'eau de magnanimité est préparée comme il suit, à en croire l'auteur de la pharmacopée universelle, éditée en 1697. « Formicarum spiritus vini (2 livres) digere vase clauso donec putrefactione in liquorem abierint, hinc distilla per balneum Mariæ et aromatisetur aqua tantillo cinnamoni. »

Un peu plus loin nous trouvons ces remarques :

« On choisira des fourmis, les plus grosses, on les écrasera dans un mortier de marbre, on les mettra dans une cucurbite en verre, on versera dessus l'esprit de vin, on couvrira la cucurbite de son chapiteau, et on les laissera en digestion jusqu'à ce qu'elles soient presque toutes dissoutes ou réduites en liqueur, on place alors la cucurbite au bain-marie et, ayant adapté un récipient au chapiteau et buté exactement les jointures, on fera distiller toute l'humidité, on aromatizera cette cau en y mettant infuser quelque temps un petit nouet de cannelle concassé, on pourra même placer ce petit nouet dans le col du récipient, afin que les gouttes qui distilleront passent au travers et prennent insensiblement l'odeur de la cannelle ; mais, sans se donner tant de peine, l'on n'a qu'à ajouter dans l'eau de fourmis distillée une once ou deux d'eau de cannelle, on gardera cette eau, ou plutôt cet esprit, dans une bouteille bien bouchée. »

Son nom lui a été donné à cause de ses grandes vertus, elle est propre pour réveiller les esprits, pour dissoudre et résoudre les humeurs froides, pour exciter la semence, pour résister au venin. La dose en est depuis un dragme jusqu'à deux.

En 1702, les propriétés des fourmis sont encore vantées : « des émanations vives et pénétrantes qui s'échappent d'une fourmilière, ont fait soupçonner, dans les insectes qui l'habitent, des propriétés médicinales et l'expérience a souvent justifié ce soupçon. Un cataplasme de fourmis écrasées avec leurs nymphes, et une portion de leur domicile, a été appliqué avec succès sur les membres attaqués de douleurs rhumatismales, d'œdème ou de paralysie. On a vu même ce topique accroître l'énergie des organes de génération. »

Des cataplasmes rendus stimulants par le suc exprimé d'une grande quantité de fourmis ont été très efficaces dans des circonstances semblables.

L'acide formique, étendu d'eau, flatte le palais et au moyen d'un peu de sucre, forme une excellente limonade. L'alcool auquel il se mêle parfaitement doit en quelque sorte lui donner des ailes, multiplier ses vertus et surtout augmenter celle de réveiller les organes flétris (1).

Une nouvelle édition de la Pharmacopée royale galénique et

_____

(I) De formicarum usu in medicina, Ewaldt.

chimique de Moyse Charas, paraît à Lyon en 1717, alors qu'à Amsterdam s'édite pour la troisième fois le livre de Lemery.

Le dictionnaire universel de James contient à l'article « Fourmis », après une description de l'insecte, ces quelques usages.

Les fourmis échauffent et provoquent à l'acte vénérien, leur odeur acide ranime puissamment les esprits vitaux. On dit qu'elles guérissent de la gale, de la lèpre et qu'elles dissipent les tâches de rousseur. Leurs œufs passent pour bons contre la surdité et si on en frotte les joues des enfants ils en emporteront le duvet.

La formica major joindrait à la vertu de provoquer l'acte vénérien, celle non moins importante d'être utile dans la goutte et la paralysie.

Le rôle bienfaisant attribué aux fourmis dans la paralysie se trouve de nouveau mentionné dans la pharmacologie médico-chirurgicale spéciale, dont Planck dota la science en 1748. Comme on peut aisément s'en rendre compte par toutes les citations que nous venons de fournir, Ambroise Paré a servi de guide aux thérapeutes suivants ; chacun de ces derniers mentionnant toujours les propriétés par lui décrites sinon toutes du moins quelques-unes et se contentant d'y ajouter quelques détails.

A ce concert de louanges, Beaume en 1777, tout en signalant les merveilles imputées aux fourmis, vint jeter une note de scepticisme. Pour lui, les préparations à base d'huile d'olives jouiraient des mêmes vertus que celles à base d'huile formique.

Il est un terme qu'à plusieurs reprises nous avons vu revenir : eau de magnanimité. Au juste que signifie-t-il donc ? Pour les anciens c'est un synonyme de pouvoir génésique.

Car, en 1653, bien avant Lemery, à peu près au temps

d'Hoffmann, Zwelfer dans sa « Pharmacopeia Augustiana » donne la formule d'un électuaire de magnanimité.

Nous ne la citerons pas en entier vu sa longueur, nous contentant, pour confirmer notre thèse, de dire qu'il renfermerait des propriétés excitantes au plus haut chef et renvoyant ceux qui la voudraient connaître complètement à l'ouvrage de Clément (1).

Toutefois, ajoutons encore que l'ortie, la roquette, plantes riches en acide formique, entraient dans sa fabrication.

A l'époque de Beaume, Valmont de Bomare, dans son *Dictionnaire raisonné universel d'histoire naturelle*, parle d'une action diurétique possédée par les préparations à base de fourmis.

Vitet consacre aussi quelques lignes aux vertus de la *formica rufa* dans sa pharmacopée imprimée à Lyon.

La *formica rufa* retint également l'attention de Virey, qui dans l'*Histoire naturelle des médicaments*, 1820, la préconise comme bonne (en cataplasmes) contre les rhumatismes.

Ejaculé par l'anus, l'acide formique, piquant, volatil, s'unissant bien à l'alcool, passe pour aphrodisiaque et pour ôter les taches de la peau. On retire, par livre de *formica rufa*, outre un acide particulier aromatique, une huile éthérée à la dose de six grains. On retire aussi une huile résineuse, concrescible, odorante, âcre, ramassée par l'animal dans la résine des genévriers.

Telles sont les quelques considérations émises par Virey.

Le moment arrive où l'acide formique n'est plus exclusivement l'apanage des hommes amateurs de légendes. Dès 1822, il inspire à Ravier le sujet de sa thèse inaugurale.

Cet auteur nous a laissé une bonne contribution à l'étude

----

(1) Clément. Ac. formique, ch. IV. L'ac. formique dans le passé.

du « Traitement des rhumatismes chroniques par l'acide formique ». Après une rapide revue des médicaments employés dans cette maladie, l'auteur affirme que tous ces remèdes sont à cent pas derrière celui qu'il préconise.

Pour le suivre dans ses arguments, nous dirons que les habitants des montagnes connaissent bien les vertus de la fourmi.

L'un des leurs contracte-t-il un rhumatisme lombaire, appelé renard à cause de sa ténacité, il se couche immédiatement sur une fourmilière riche en insectes, fourmilière mise dans de petits sacs que l'on porte à un degré de chaleur convenable. Une diaphorèse générale s'ensuit, diaphorèse plus abondante sur les parties affectées, et, au bout de quelques heures, le malade se trouve soulagé.

Fait digne de remarque, tout autre topique capable de déterminer une transpiration générale ou partielle ne produit pas le même effet. Le malade n'en éprouve aucun soulagement marqué.

Six ans plus tard, dans l'*Histoire naturelle pharmaceutique* de Feo, toutes les propriétés que nous avons vues indiquées aux différentes époques se trouvent signalées.

Il n'est personne qui ne connaisse le Dorvault comme l'on dit dans la vie courante ; cet ouvrage si pratique pour le pharmacien et pour le médecin, présente la fourmi rouge comme contenant l'acide particulier, plus spécialement sécrété par les femelles et les ouvrières. C'est à lui que la fourmi doit son odeur forte et sa propriété rubéfiante.

Puis, après cela, vient un résumé rapide des principales propriétés, si souvent redites déjà que nous ne les mentionnerons même pas.

CHAPITRE II

TEMPS MODERNES

*Les remèdes comme la beauté
sont sujets à vieillir.*

Les louanges d'antan ont cessé et les pauvres petites fourmis, dans la plus grande partie du XIXe siècle, sont tombées dans l'oubli.

Chose curieuse toutefois, c'est, qu'alors que beaucoup de vieilles thérapeutiques allemandes restèrent muettes à l'égard des eaux de magnanimité et autres médications similaires ; dans les temps modernes, les paysans de toutes les petites principautés d'Outre-Rhin demandèrent souvent un soulagement aux fourmis et aux plantes sécrétant leur acide.

Elles seraient longues à rapporter ici les anecdotes des vieux conteurs allemands montrant tel ou tel mauvais sujet épuisé par une jeunesse toute faite de désordres, venant demander aux électuaires de magnanimité la joie d'être enfin pères sur leurs vieux jours.

Longues aussi à citer les antiques traditions contraignant de malheureux rhumatisants à plonger au milieu des fourmis leurs membres ankylosés dans l'espoir de retrouver la faculté de se mouvoir en tous sens, ou des goîtreux à s'en badigeonner le cou.

Les savants eux-mêmes en vinrent à s'occuper de la question formique.

C'est ainsi qu'en 1885, Hugo Schulz (1) proclame (après Feyerabendt) que l'acide formique est le roi des antiseptiques.

La même année, Kowacs (2) affirme que cet acide et les formiates, ses dérivés, augmentent l'excitabilité des nerfs moteurs et des appareils réflexes, puis met en lumière les propriétés diurétiques de ces corps dans les cas d'hydropisie sans altération rénale. Pour lui, les doses toxiques (nous verrons plus loin combien fortes il les faudrait) donnent des hématuries.

Nous signalerons ici, à titre documentaire, une conception curieuse de Kowacs, à savoir que l'acide formique serait un vaso-constricteur, et le formiate de soude un grand vaso-dilatateur ; conception curieuse, puisque l'organisme, se trouvant saturé de sels et notamment de sels de sodium, l'acide formique ne peut moins faire que de s'y transformer en formiates.

Le professeur Soulier (3), à qui nous empruntons tous ces détails, s'élève d'ailleurs vivement contre une semblable théorie.

L'opinion générale, celle qui résulte des expériences d'Arloing (puisque nous en sommes à la vaso-constriction et à la vaso-dilatation), considère les formiates comme vaso-dilatateurs.

---

(1) Deut. Med., Wochens, p. 782, 1885 die amei sen saüneals antiseptichurn .

(2) Centralbl. f. Kl. med p. 543

(3) Traité de thérapeutique et de pharmacologie par le professeur Soulier, Lyon 1891, chez Savy.

Byanon et Folet émirent une idée d'association entre les dérivés formiques (principalement les formiates) et le chloroforme (1).

Quelques expériences faites sur l'antisepsie, il y a trois ou quatre ans, expériences souvent renouvelées, démontrèrent que 120 milligrammes d'acide formique par litre empêchent la poussée des streptocoques pyogènes, que 60 milligrammes pour 1.000 neutralisent les cultures de bactérie charbonneuse et du bacille pyocyanique.

Ce fut Duclaux (2), qui, un des premiers, établit ces données.

Jusqu'à présent donc, à part les propriétés antiseptiques, toutes celles signalées par les auteurs modernes, nous les avons déjà trouvées dans les vieux ouvrages nettement indiquées.

Les traités les plus complets, tel celui d'Albert Robin, ne parlent point des fourmis. Au chapitre des néphrites, il indique simplement comme diurétique la tisane uva urci dont Bright a reconnu l'utilité (3).

Ne sommes-nous pas enclins à nous demander si à côté du principe actif, l'arbuture (qui passe pour faire uriner), il ne convient pas de faire la part de l'acide formique contenu dans les raisins d'ours.

Arnozan, si familier aux étudiants candidats au quatrième examen, ne consacre que quelques lignes aux préparations formiques pour rappeler le pouvoir rubéfiant à elles attribué par les Allemands surtout.

---

(1) Journal d'anatomie et de physiologie de Ch. Robin, 1871, p. 583.

(2) Annales de l'institut Pasteur, 1892, p. 598.

(3) Traité de thérapeutique, Paris 1510, tome I, chez Dorin, collection Testat.

Les remèdes comme la beauté sont donc bien sujets à vieil-lir.

Car, nous l'avons vu, la plus grande partie des thérapeutes modernes se sont tu sur les glorieuses fourmis d'antan.

CHAPITRE III

RESURRECTION

Oblivisci humanum est.

Si sans aucun doute les hommes sont portés à oublier les gens et les choses qu'ils ont le plus admirés, il vient parfois une heure où les idoles détrônées, jetées dans l'ombre, reviennent à la lumière, et alors, sans aucun doute non plus, c'est avec une sorte de frénésie qu'ils glorifient l'objet de leur indifférence comme pour réparer une faute d'ingratitude.

En 1903 parut une brochure, répandue à profusion dans le monde médical et portant comme nom d'auteur : docteur Garrigue. Là, sous un style assez agréable, de longues louanges sont chantées en faveur de l'acide formique, je veux dire en faveur des nectols.

On y peut lire les plus flatteuses appréciations à l'égard de ces nectols (C. F. S.) (1), trame chimique de la vie.

La préface est quelque peu surprenante. Il y est dit en effet :

« Les lois naturelles dont l'exposition rapide fait l'objet de cet opuscule vont à l'encontre de tant de théories actuellement admises qu'il serait plus que téméraire d'oser les jeter dans

---

(1) Formiate de chaux, fer, soude.

la mêlée des controverses si elles n'avaient des faits indéniables pour les défendre. »

Jugez donc :

Grâce à leur découverte, un traitement a pu être constitué qui guérit ce que nous considérions hier encore comme inguérissable : le cancer et la tuberculose à tous les œgres.

« Ce traitement, dit l'auteur, a été essayé sur ces maladies, non parce qu'il leur est plus spécialement applicable, mais parce que le succès dans ces cas difficiles devait être la consécration de ces nouvelles idées.

« Les lois naturelles étant absolues en elles-mêmes, guérir des cas en apparence si disparates est une preuve indiscutable de leur réalité. »

Tout ce que nous venons de citer se trouve dans la préface des « Maladies microbiennes », avec en sous-titre : « Nouvelle synthèse biologique, ses lois et leurs déductions ». Ayant lu cette préface, nous désirons connaître l'ouvrage entier. Pas plus de détails intéressants que dans la préface.

Puisque ce traitement nouveau repose sur une théorie attrayante, avons-nous dit, nous croyons indispensable de la reproduire. La voici :

1° Le premier corps organisé sorti du chaos des éléments est l'acide formique, dissociation du carbone, de l'hydrogène, de l'oxygène.

2° Les formiates sensibles aux phénomènes extérieurs : lumière, chaleur, pression, évoluent en se groupant sous l'influence de ces phénomènes et deviennent la trame physico-chimique des organismes vivants.

3° Les glucoses, condensation du plus simple composé formique, la formaldéhyde, se transforment dans l'organisme, grâce à l'oxygène en acide formique, d'où les formiates qui sont la trame des tissus.

4° Les glucoses en régressant rendent la chaleur solaire

qu'elles ont emmagasinée dans la plante et produisent la tension artérielle par distension de leurs molécules et dégagement d'acide carbonique.

5° Cette chaleur et cette tension sont la source du mouvement moléculaire qui entretient la vie.

6° Les glucoses, source de la contraction musculaire.

7° Les glucoses, défense naturelle des organismes vivants.

8° Les toxines microbiennes agissent sur les glucoses comme des ferments solubles ; sous leur action, les glucoses se transforment en présence de l'oxygène en acide formique, le plus puissant des antiseptiques. Les microbes tombant dans l'organisme portent donc avec eux la cause de leur mort : leur toxine.

9° Pour persister et se défendre, les organismes vivants doivent être en équilibre.

10° Qu'est-ce que l'équilibre des organismes vivants ?

11° Les organismes vivants se mettent en équilibre dans tous les milieux de pression, de chaleur, de lumière.

Pour développer toutes ces propositions, il faudrait de longues pages. Contentons-nous de les avoir indiquées.

Pour être sincère, il faut reconnaître qu'une telle théorie avait été édifiée et vérifiée par Baeyer ; que Wurtz et Fischer essayèrent de réaliser aussi synthétiquement l'acide formique.

Nous dirons que tout cela repose sur les vieux principes de la vie des plantes ou plutôt de la fonction chlorophyllienne.

Les plantes, en raison de la grande quantité de chlorophylle qu'elles renferment, de la grande surface qu'elles offrent à l'air et à la lumière, de la direction fixe qu'elles affectent par rapport aux rayons incidents, de leur perméabilité pour les radiations et pour les gaz ; les feuilles sont le siège principal de l'assimilation du carbone. C'est du moins l'une de leurs fonctions essentielles. Sous l'influence de la lumière, en effet, grâce à la chlorophylle contenue dans les cellules de son écorce, la feuille décompose l'acide carbonique qu'elle renferme et produit de l'oxygène résultant de cette décomposition.

A mesure qu'il est décomposé dans la feuille, l'acide carbonique est remplacé, conformément aux lois d'osmose et de diffusion par une égale quantité d'acide carbonique venant du milieu extérieur ; à mesure qu'il est produit dans la feuille, l'oxygène se dégage aussi, conformément aux mêmes lois, dans le milieu extérieur (1).

Nous avons ainsi :

CO_2 qui se trouvant en présence de H_2O donne par perte d'oxygène éliminé :

COH_2 ou CH_2O.

Ce qui est la formule de l'aldéhyde formique ou de l'aldéhyde méthylique, suivant le groupement adopté.

C'est là un groupement de sucre polymérisé amenant facilement au glucose.

Ce glucose déshydraté donne de l'amidon.

Telle est toute la longue « synthèse de la vie » réduite à sa plus simple expression, et l'on voit difficilement comment un homme peut échafauder dans ces faits un traitement capable de guérir les cachexies jusqu'ici réputées mortelles.

Est-il bien exact que les « nectols guérissent la tuberculose et le cancer, toutes les fois que l'on ne traite pas un malade déjà à fin de course » (2).

Nous sommes bien en droit d'en douter, car, en matière de

---

(1) Pour plus de renseignements voir L. Van-Tieghen. Eléments de Botanique p. 3, 1888, chez Masson.

(1) Garrigue nex. loco. cit.. p. 314.

cachexies aussi redoutables, une seule loi jusqu'à présent s'est vérifiée : celle de la marche à la mort.

Nous verrons au cours de nos études personnelles combien peu toxique est l'acide formique, et ce point n'est pas fait pour diminuer notre incrédulité à l'égard des nectols ; solution dont le principe actif est si faible comme quantité qu'il ne peut que produire un effet par auto-suggestion comme les médications homœopathiques dont tant de gens célèbrent les louanges.

Nous avons signalé les théories de M. Garrigue pour rester fidèle à notre programme : parler de tout ce qui s'est fait sur la question, quitte à en critiquer telle ou telle partie.

Dans la séance du 6 juillet 1903, le docteur Etienne Clément, de Lyon, communiquait à la Société nationale de médecine de cette ville un travail où il relatait l'action remarquable de l'acide formique sur le système musculaire.

Petit à petit, nous vîmes journaux politiques, scientifiques et médicaux parler de ces faits, et l'idée nous vint d'étudier l'acide formique dans notre thèse inaugurale. Cette idée, nous l'avons successivement quittée et reprise avec la mobilité qui caractérise la jeunesse, puis finalement, par suite d'expériences faites dans notre entourage, nous l'avons mise à exécution.

De là cette étude de vieilles pharmacopées, de façon à pouvoir, par la connaissance du passé, chercher à interpréter le présent.

Comme précédemment, c'est encore l'ordre chronologique que nous suivrons ici.

Dans sa première communication publiée *in extenso* dans le *Lyon médical* du 3 août 1903, Clément a établi manifestement l'action de l'acide formique comme augmentant la force, l'activité du muscle et retardant la sensation de fatigue.

Les mêmes faits (nous les exposerons dans un instant complétés par une expérimentation à l'ergographe de Mosso) furent présentés en mars 1904 à l'Académie des sciences par M. Amegat, au nom de Clément.

En peu de lignes, l'auteur établit d'une façon indubitable l'action toni-musculaire de l'acide formique, en montrant par le calcul des périodes d'ascensions inscrites sur les tracés que la force dépensée après l'emploi de l'acide formique pouvait être cinq fois plus grande qu'avant. Pour la première fois aussi, il indiquait que l'action s'exerçait sur les muscles de la vie végétative, aussi bien que sur ceux de la vie animale, et qu'elle était particulièrement remarquable sur la tunique musculaire de la vessie (1).

En juin 1904, le docteur Huchard présentait une note à l'Académie de médecine, note dans laquelle Clément relatait ses dernières expériences.

Rassemblant tous ces documents, y joignant la communication faite à la Société des sciences médicales le 8 février 1905, puis quelques notes parues plus tard encore, nous en sommes arrivé à pouvoir résumer ainsi l'œuvre de Clément.

L'acide formique augmente la force musculaire dans d'énormes proportions, l'activité des muscles et la résistance à la fatigue.

Cela se prouve, dit l'auteur, par :

1° Les *phénomènes subjectifs* éprouvés par l'individu qui se soumet à l'usage de l'acide formique.

2° Les résultats concordants obtenus sur un grand nombre de sujets, en mesurant leur force au dynamomètre avant et après l'emploi de l'acide formique.

Je ne m'étendrai pas sur ces deux premiers genres de preu-

---

(1) Clément, l'Acide formique. U. L.

ves qu'on retrouvera aisément dans mon travail de juillet 1903.

Le *troisième ordre* de preuves comprend les tracés du travail et de la fatigue musculaire, recueillis avec l'ergographe et enregistrés sur un cylindre de Marey et fournis par des sujets avant et après l'emploi de l'acide formique.

Au moment de notre communication à la Société de médecine, nous n'avons pu produire que des documents insuffisants, parce que nous étions mal outillés. Depuis il nous a été donné de recueillir un certain nombre de diagrammes intéressants, sur lesquels il est bon d'insister.

EXPÉRIENCE A L'ERGOGRAPHE DE MOSSO. — On connaît le dispositif de l'expérience, qui a pour but d'étudier et d'enregistrer le travail et la fatigue des muscles fléchisseurs d'un doigt, le médius par exemple, qui élève plusieurs fois de suite un poids donné, jusqu'à l'épuisement de la force.

L'avant-bras du sujet est solidement fixé à l'appareil, la main et les autres doigts sont immobilisés, le médius seul est libre. Il est engagé dans un anneau de cuir relié à une corde à boyau, réfléchie sur une poulie et supportant le poids que le médius doit faire mouvoir. La corde commande le mouvement d'un curseur qui se déplace le long d'une glissière, et qui, muni d'un style, enregistre sur un cylindre de Marrey les mouvements de va-et-vient du poids soulevé (fig. I).

L'appareil de Mosso a pour but de s'assurer qu'un muscle ou un groupe de muscles bien déterminé fonctionnera toujours de la même manière.

Toutes les expériences dont nous allons parler, aussi bien celles pratiquées avant l'administration de l'acide formique que celles qui ont été faites après, ont eu lieu à la même heure,

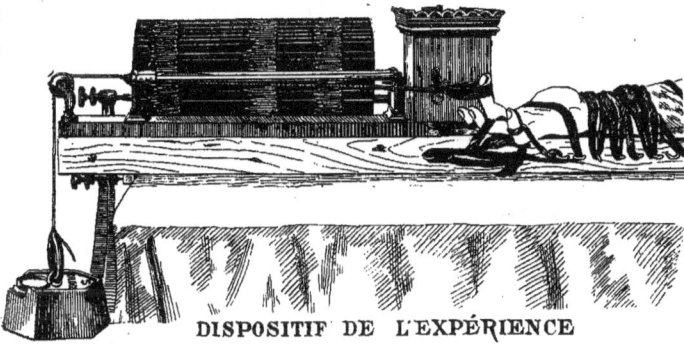

Figure 1

DISPOSITIF DE L'EXPÉRIENCE

vers 11 heures du matin, trois heures après le premier déjeuner.

Mais avant de nous occuper des preuves ergographiques, reproduisons les preuves données par Clément et dans l'ordre ci-dessus indiqué.

Les sensations subjectives éprouvées sur les sujets normaux soumis à l'action de l'acide formique se font très rapidement sentir en moins de vingt-quatre heures. C'est tout d'abord une sorte d'excitation de tous les muscles du corps qui vous porte à vous mouvoir, on éprouve une fermeté plus grande des masses musculaires, on se meut sans peine.

C'est au point qu'on peut exécuter un travail pénible comme la course, la marche en montagne, l'escrime, etc., sans éprouver le sentiment de fatigue.

Cette action est durable. On verra plus loin que Clément éprouve les mêmes effets après deux ans d'emploi quotidien qu'au premier jour.

Le sentiment de lassitude si fréquent du réveil disparaît comme la sensation d'accablement des journées orageuses.

Voici les chiffres obtenus au dynamomètre avant et après la prise d'acide formique par des étudiants habitués à manier l'instrument, à observer les faits et jouissant d'une bonne santé.

Nous ne citerons qu'une dizaine de résultats pris au hasard :

Avant l'acide	après	avant	après	avant	après
51	56	34	39	36	42
40	46	44	50	45	51
44	49	36	42	43	47
48	57	45	51	42	46
		Total. . .	427 k	—	483 k.

Pendant trois jours, avant de prendre l'acide, chaque sujet s'est livré à plusieurs expériences. Nous avons pris le chiffre le plus élevé comme exprimant le maximum d'efforts.

Certains diront que les résultats ne sont pas trop précis.

Bien que tous s'étant produits dans le sens augmentation, Clément écarta toute part du subjectif et expérimenta avec l'ergographe de Mosso.

Nous avons montré quelques lignes précédemment que toutes les causes d'erreur ont été écartées.

Le travail du médius consistait à soulever successivement à des intervalles d'une seconde un poids de 5 kilos ; on prolongeait les tractions successives jusqu'à épuisement de la force du sujet ; puis, après un repos de une minute, on recommençait la série des tractions et ainsi de suite. Il y avait donc des *périodes de travail* de durée variable, suivant l'état des muscles, séparées les unes des autres par des périodes de repos de durée constante d'une minute.

Il y a à considérer dans chaque expérience : 1° le nombre des élévations du poids dans les périodes de travail ; 2° la hauteur de ces élévations.

Il est évident que la somme des hauteurs des élévations multipliée par le poids soulevé (5 kilos) donne en kilogram-mètres l'énergie musculaire dépensée.

Cela dit, voici un exemple des résultats que nous avons obtenus en prenant pour type les ergogrammes fournis par un jeune homme de 22 ans, de force moyenne.

AVANT L'ACIDE FORMIQUE. — C'est ce que nous appellerons le *tracé primordial*, celui qui représente la force habituelle, normale du sujet. Il est présenté dans la fig. 2.

Ce graphique comprend cinq périodes de travail, séparées par les repos d'une minute. A la fin de la cinquième période

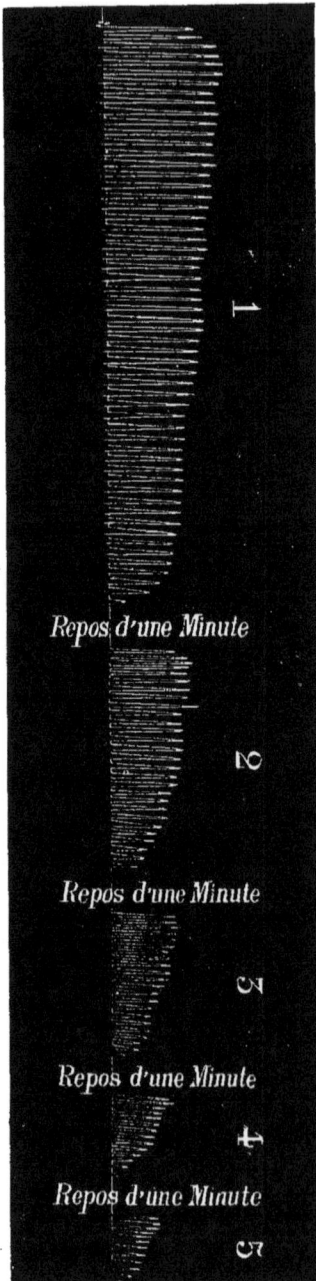

Figure 2

Repos d'une Minute

Repos d'une Minute

Repos d'une Minute

Repos d'une Minute

la force du sujet était manifestement épuisée, il ne pouvait en fournir une de plus. L'ergogramme exprime bien le maximum d'effort dont il était capable.

Ces cinq périodes de travail sont composées d'un nombre variable d'élévations du poids, fort inégales et de plus en plus petites, représentant une énergie musculaire qui va en s'épuisant. Voici d'ailleurs les chiffres fournis par le *tracé primordial ?*

Périodes de travail	Nombre d'élévations	Travail effectué en kilogrammètres
1re	56	11,820
2e	28	3,955
3e	22	2,445
4e	14	1.325
5e	12	1,100
Total. .	132	20,645

Résumons les données de cette expérience qui représentent la force normale du sujet avant l'acide formique. Il a fourni au maximum cinq périodes de travail, constituées par 132 élévations du poids, réalisant un travail de 21 kilogrammètres.

Voyons comment il va se comporter après avoir fait usage de l'acide formique pendant *trois jours* consécutifs..

APRÈS L'ACIDE FORMIQUE. — Les résultats sont vraiment remarquables. Ils sont enregistrés dans l'ergogramme de la figure 3. D'un coup d'œil on voit combien le graphique diffère du tracé primordial.

Il comporte dix périodes de travail, il est manifeste que la force du sujet n'était pas encore épuisée et qu'il aurait pu fournir plusieurs périodes supplémentaires, puisqu'à la 10ᵉ période il a dépensé une énergie aussi grande qu'à la 2ᵉ période du tracé primordial. — On remarquera aussi que les élévations de chaque période sont à la fois plus nombreuses et plus amples. Voici d'ailleurs en chiffres les données enregistrées à l'ergographe.

Périodes de travail.	Nombre d'élévations.	Travail effectué en kilogrammètres.
1ʳᵉ	103	27,500
2ⁿ	65	15,260
3ᵘ	51	11,720
4ᵉ	49	10,610
5ᵉ	48	10,525
6ᵘ	40	8,580
7ᵉ	36	6,965
8ᵃ	3J	5,695
9ᵉ	30	5,325
10ᵉ	27	4,105
Total.....	479	106,065

On est vraiment surpris par l'énorme accroissement de force et de résistance que représentent ces chiffres. Après l'emploi de l'acide formique, le sujet a fourni 10 périodes de travail au lieu de 5 ; 479 élévations de poids au lieu de 132, représentant

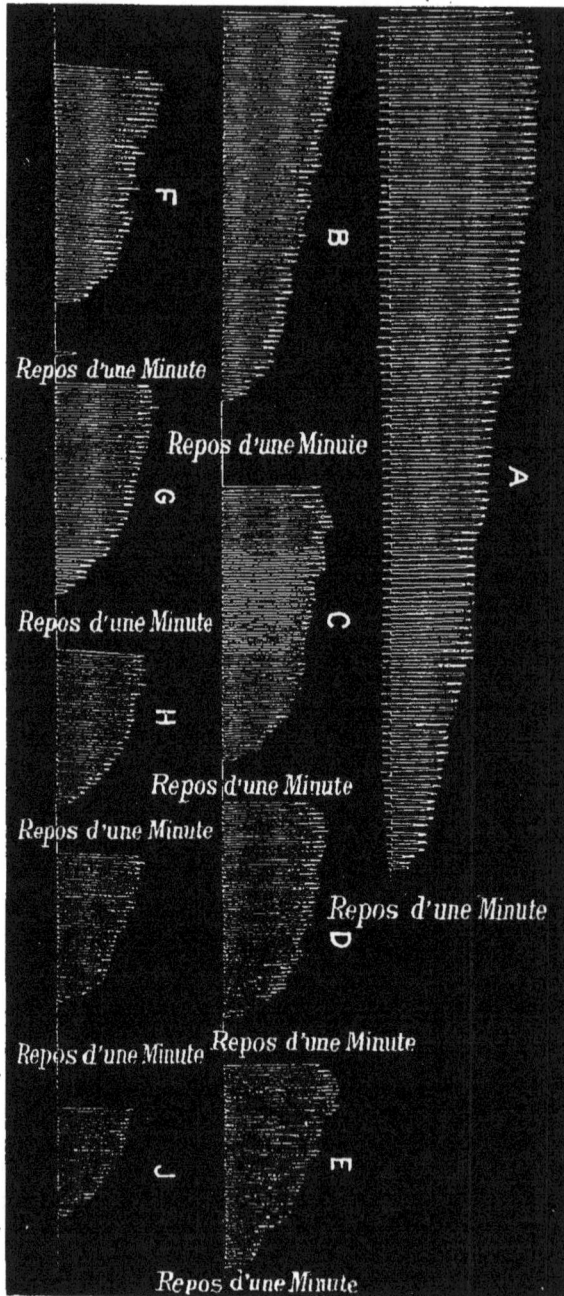

Figure 3

A

B

C

D

E

F

G

H

J

Repos d'une Minute

Repos d'une Minute

Repos d'une Minute

Repos d'une Minute

Repos d'une Minute

Repos d'une Minute

Repos d'une Minute

Repos d'une Minute

Repos d'une Minute

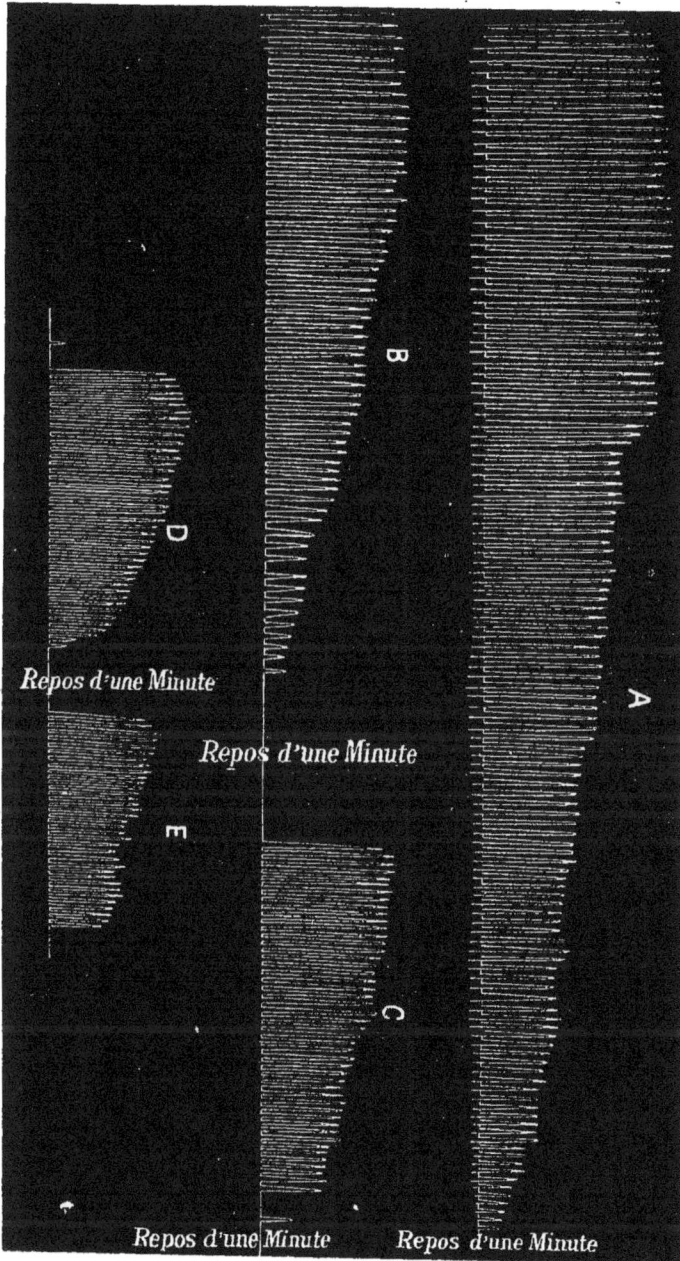

Figure 4

Repos d'une Minute

Repos d'une Minute

Repos d'une Minute

Repos d'une Minute

un travail dépensé de 106 kilogrammes au lieu de 21, c'est-à-dire un *travail cinq fois plus grand* que celui qui avait été fourni avant l'acide formique.

Aucune substance connue n'a donné un pareil accroissement d'énergie.

Tous les tracés recueillis dans les premières conditions sur d'autres sujets sont absolument conformes aux précédents et nous pouvons affirmer que l'acide formique accroît la force musculaire et surtout la résistance à la fatigue dans des proportions surprenantes (1).

Ce qu'il convient de remarquer également, c'est que sous l'influence de l'acide formique, les muscles fatigués récupèrent très vite leur énergie.

Cela se voit aisément sur les tracés précédents pour que nous ne soyons pas obligés d'insister.

Les sensations subjectives confirment, pour ainsi dire, le fait ; car tout homme normal, usant de l'acide formique, n'a besoin que d'un court repos pour reprendre sans peine ses travaux.

Avant d'en terminer avec l'action toni-musculaire proprement dite, nous publions ci-dessous le petit diagramme où Clément a nettement résumé les faits en question.

L'augmentation de la résistance à la fatigue est donc bien démontrée. C'est à Clément, et à lui seul, que nous le devons, à lui qui « l'a si nettement constatée ». (1)

---

(1) Toutes ces données sont extraites du *Lyon médical* du 3 août 1903 et du 19 février 1905. Le docteur Clément nous ayant autorisé à les reproduire ainsi que les planches qui sont sa propriété.

(1) Huchard. Compte rendu, Académie de médecine, séance du 14 mars 1905.

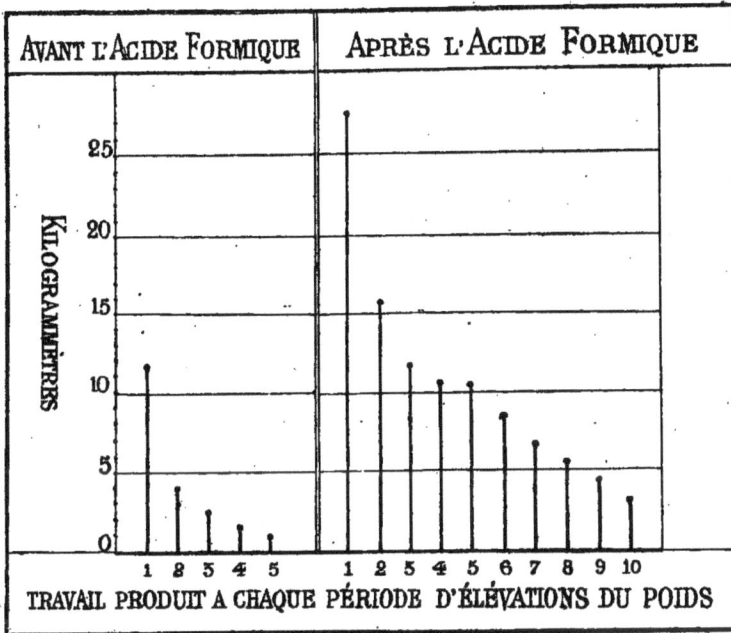

Avant l'Acide Formique	Après l'Acide Formique

TRAVAIL PRODUIT A CHAQUE PÉRIODE D'ÉLÉVATIONS DU POIDS

Figure 5

Les auteurs anciens ont, sans doute, entrevu l'idée de force contenue dans les vertus des fourmis, mais aucun n'a — cela se comprend, vu l'état des données physiologiques alors en cours — attribué au muscle le rôle qu'il mérite.

Quant à Garrigue il a complètement méconnu cette action musculaire. En effet, dans la troisième édition des « Maladies microbiennes », nous voyons, au bas de la page 381, que « si après deux ou trois jours de traitement (formiates), le sujet se sentait quelques peu courbaturé, il faut diminuer le nombre de gouttes ».

Pages 210 et 211, nous trouvons encore : « Donnons pour un adulte de force moyenne, de 0,05 à 0,10 de nectol C', par jour, en 4 fois, toutes les 6 heures, à jeun. Si le malade, ce qui est très rare, éprouve deux ou trois jours après une sensation de lassitude, suspendons 24 heures et donnons ensuite des doses moindres. »

Le docteur Huchard donne, dans le même compte-rendu de l'Académie de médecine que nous avons cité, les résultats par lui obtenus à l'ergographe.

Nous citerons, c'est le plus probant, le grand écart qui existe entre la force, après l'absorption, et celle existant avant la même absorption d'acide formique.

Avant le formiate, le docteur Huchard fournit 7 kilogram-mètres 900.

Après le 1er jour 2 gram. de formiate		= 8 kilogram.	750.
— 2e jour	id.	= 20	—	628.
— 3e jour, 4	id.	= 20	—	⌊625.
— 4e jour	id.	= 20	—	200.
— 5e jour 3	id.	= 20	—	650.

Donc, après 15 jours de formiate de soude, pris en 5 jours, la force musculaire de Huchard est arrivée à fournir de 8 kilogram. 750, 30 kilogram. 650.

Cette force a donc été presque quadruplée dans l'espace de 6 jours.

D'autre part, dit-il, on peut lire sur les graphiques qui le concernent, que la résistance à la fatigue a été considérablement accrue. Il a cessé l'usage du médicament et pris des tracés pour voir s'il n'y aurait pas une sorte de gymnastique lui permettant de tirer plus longuement avec l'exercice, il a vu que non. Et, en cessant l'emploi du formiate, ses courbes sont allées diminuant progressivement, ainsi que celles du docteur Friedel, s'étant livré aux mêmes investigations.

CHAPITRE IV

CONSÉQUENCE DE L'ACTION TONI-MUSCULAIRE

Mens sana in corpore sano

L'acide formique, nous avons cité plus haut l'opinion de Clément à ce sujet, agit sur les fibres striées et sur les fibres lisses.

Tous les organes de notre corps renfermant peu ou beaucoup de fibres, on comprend le rôle immense que jouera l'acide formique, puisque le bon fonctionnement des organes est en partie lié à l'activité de ces muscles.

Cela correspond à ce que l'on observe chez beaucoup de sujets : le cœur et les vaisseaux fonctionnent mieux, la circulation est améliorée, la respiration se fait mieux et l'anhélation que produit l'effort est nettement atténuée.

« Je citerai, dit Clément, l'exemple d'un homme de 62 ans, qui était facilement oppressé dans la marche et l'ascension, qui présentait même des intermittences cardiaques avant l'emploi de l'acide formique. Tous ces accidents disparurent après un usage de quelques jours de cet agent. Bien plus, il fait aisément un parcours de 250 mètres au pas gymnastique et, arrivé au terme de sa course, il ne respire que 25 fois par minute au lieu de 18 à 20 fois, comme il le fait dans la marche ordinaire, c'est-à-dire qu'il accomplit cet effort, considérable pour

un homme de son âge, sans en éprouver d'anhélation semblable.

« ACTION SUR LE MUSCLE VÉSICAL. — Son action sur le muscle
vésical est des plus remarquables. Il facilite la miction, chez
les sujets âgés et *augmente la puissance de l'émission.*

« J'ai vu des hommes de 60 à 70 ans me signaler d'eux-
mêmes les bons résultats qu'ils avaient obtenus de l'usage
de l'acide formique sous ce rapport. Eux qui, avant son
emploi, émettaient péniblement un jet de quelque centimè-
tres d'amplitude, lancent avec force une colonne liquide de
1 m. 50 à 2 mètres. L'un d'eux même me fit la confidence que,
il atteignait facilement jusqu'à sa hauteur, ce qui, disait-il,
lui rappelait ses vingt ans.

« L'acide formique exercerait-il une influence résolutive sur
l'hypertrophie de la prostate ? Je l'ignore. C'est à étudier.

« Si l'acide formique agit puissamment sur la vessie, il doit
agir de même sur les muscles du tractus gastro-intestinal.
La preuve en est plus difficile à faire. Nous n'avons à cet
égard que de simples présomptions, résultant de ce que certains sujets nous ont dit avoir vu disparaître ou s'atténuer
leur constipation habituelle. Nous ferons remarquer que le
formiate peut agir dans ces cas sur la contractilité intestinale,
puis comme substance saline et enfin en augmentant la toni-
cité des muscles abdominaux. »

Parmi les organes le plus richement musclés, le larynx, le
voile du palais sont certainement dans le premier rang ; aussi
il n'est point paradoxal d'affirmer que les sujets faisant usage
d'acide formique verront, en même temps, que l'amplitude de
leur respiration augmenter, leur voix sortir d'une façon cor-
respondant parfaitement à leur volonté. On comprend le béné-
fice que les chanteurs peuvent retirer d'une telle médication.

Le cerveau lui-même éprouvera une amélioration dans son fonctionnement lié, jusqu'à un certain point, à celui des muscles... Je m'explique.

Si cet organe ne contient pas de fibres musculaires, il est du moins fortement irrigué. La tunique musculaire de ses artères fonctionnant bien, le sang passera régulièrement dans l'encéphale lui apportant de l'O et le débarrassant des produits de déchets, des toxines.

Le *mens sana in corpore sano* devient ainsi on ne peut plus vrai.

Reste une question se rattachant quelque peu au système musculaire ; nous voulons parler de l'action génésique.

Sans doute, les muscles de la verge n'échapperont pas à la loi qui régit les autres, ils pourront se contracter plus facilement, l'érection pourra se produire plus rapidement, mais pour Clément, c'est tout.

Une preuve de cette non-excitation du sens génésique existe dans la nature, les fourmis les plus riches en acide formique sont les ouvrières (1), or ces dernières sont asexuées. De plus, les anciens faisaient une différence entre l'eau et l'électuaire de magnanimité. Ce dernier, nous l'avons montré, renfermait, en effet, du suc de testicule.

---

(1) Clément, Ac. formique.

CHAPITRE V

ACTIONS DIVERSES

Donc l'acide formique n'agit point pour donner aux dé-bauchés la force de persister dans la voie où ils sont engagés Il possède une action manifeste dans l'artério-sclérose : « J'ai observé, dit Clément, trois malades atteints d'artério-sclérose avec albuminuric, à une période encore peu avancée il est vrai, être manifestement très améliorés par l'acide formique. Après quelques semaines de son usage ils ont vu disparaître l'albu-mine, la dépression générale des forces et l'essoufflement qu'ils éprouvaient habituellement.

» Il me paraît être un bon médicament dans la période de début de l'artério-sclérose. Son action sur le cœur et sur les vaisseaux favorise la circulation périphérique et fait dimi-nuer la tension.

» Ces faits tendent à démontrer, en outre, que les formiates n'ont pas d'action irritante sur le rein.

» ACTION SUR LA TENSION ARTÉRIELLE. — Cette action m'a pa-ru variable suivant les cas.

» Si la tension est faible par suite d'un fléchissement du cœur, l'acide formique, par son action sur le muscle car-diaque, relève la pression artérielle et agit comme l'hyperten-seur.

» Si, au contraire, il y a une hypertension liée à un trouble

4

de la circulation périphérique, l'acide formique, par son action sur les fibres musculaires des artères, favorise la circulation et devient par le fait hypotenseur.

» Je ne veux pas m'aventurer plus loin dans le domaine de son action thérapeutique. Je me contenterai de dire que l'acide formique peut donner d'excellents résultats toutes les fois qu'il y a lieu de relever les forces des malades. Il trouve donc de très nombreuses applications en médecine. En particulier il m'a paru donner de bons résultats dans le diabète sucré, et dans certaines formes de neurasthénie. Mais tout cela est encore à étudier.

» ACTION PHYSIOLOGIQUE. — Cette action physiologique est d'autant plus marquée que le sujet est normal. Je m'explique. Chez l'individu malade, il peut y avoir tels troubles de la nutrition qui rendent incomplète l'action de l'acide formique sur le système musculaire et tels troubles généraux qui le masquent en partie. Ce que je dis si formellement au sujet de cette action physiologique, s'entend de celle qui s'exerce sur un sujet sain, normal. »

ACTION SUR LA DIURÈSE. — L'acide formique et surtout ses combinaisons alcalines exercent une action favorable sur la diurèse. C'est surtout le formiate de potasse qui possède cette propriété au plus haut point. Le docteur Huchard a signalé ce rôle dans un numéro de son intéressant *Journal des praticiens* et il s'est longuement étendu dessus dans son rapport à l'Académie, précédemment cité (séance du 14 mars 1905).

La sécrétion urinaire est rapidement et très notablement

augmentée avec les trois sels suivants : formiate de lithine, de soude, de potasse.

Tout d'abord, il s'agit de savoir ce que deviennent les formiates introduits dans l'organisme et d'étudier leur mode d'élimination, puis leur action sur la sécrétion urinaire.

D'après Rabuteau, le formiate de soude et, probablement tous les autres formiates, se transformeraient en bicarbonates dans l'organisme.

Tel n'est pas l'avis de Gréhant et Quinquaud qui ont, ensuite, nettement démontré que le formiate de soude introduit dans les voies digestives ou injecté dans le sang, passe, en majeure partie, dans les urines sans éprouver la moindre décomposition (1).

M. Rivière, interné en pharmacie de M. Huchard, a refait et confirmé ces dernières expériences.

Elles ont encore démontré que l'acide formique apparaît dans les urines, 15 minutes environ, après l'injection d'un formiate. Les premières mictions sont toujours troubles et légèrement alcalines.

Elles contiennent une proportion de formiate plus grande que les suivantes :

La 1re 0,13 pour cent ; la 2e 0,7 ; la 3e 0,6 ; la 4e 0,4 ; à partir de la 3e ou de la 4e, l'urine redevient acide et claire.

L'action diurétique est très nette, elle se produit rapidement dès le premier jour, et disparaît un jour ou deux après la suppression du médicament.

Ce pouvoir semble moins constant que celui de la théobromine ou santhéose.

---

(1) Rabuteau. — Eléments de thérapeutique et de pharmacologie. Paris, 1872.

Grehant et Quinquaut. — Ac. des sciences et archives de physiologie, 1887.

***

Dans le *Lyon Médical*, du 7 mai 1905, et dans un des comptes rendus de l'Académie des sciences, Clément dit :

« Parmi les actions que l'acide formique exerce sur le système moteur, il en est une très remarquable, c'est celle qu'il détermine en exagérant le *tonus musculaire*. Elle fait partie, bien entendu, de ses propriétés toni-musculaires générales.

» Dès ma première communication de 1903, j'ai noté que les sujets, soumis à cet agent thérapeutique, éprouvaient une sensation très nette de *fermeté* des masses musculaires, plus spécialement dans les mollets.

» En présence de ces faits, il était intéressant de rechercher si l'acide formique n'aurait pas une action favorable sur certains cas de *tremblements*.

» Sans vouloir approfondir ici la pathogénie de ces accidents de la motilité, on peut, à mon avis, classer en deux groupes les cas où ils se montrent.

» Dans un premier groupe, se rangent ceux où le tonus est diminué. Le trouble de la motilité dépend d'un affaiblissement, de ce que Barthez appelait la force de situation fixe. Il y a hypotonie résultant d'une altération du centre cortical du tonus.

» A ce groupe me paraissent appartenir les tremblements toxiques, le saturnin, le mercuriel et l'alcoolique. Les centres nerveux, et, en particulier, les centres corticaux, sont plus ou moins altérés par le poison et il en résulte une diminution du tonus musculaire.

» A ce même groupe se rattachent les tremblements consécutifs aux maladies infectieuses aiguës, comme ceux que nous avons signalés il y a une trentaine d'années. Là aussi la substance corticale est altérée, car les types les plus accentués s'accompagnent habituellement de délire, d'état plus ou moins typhique.

» Le tremblement sénile me paraît être l'expression la plus élevée de ce genre. Les lésions scléreuses, lacunaires de la substance cérébrale sont en effet fréquentes dans ce cas, et le tremblement consécutif est une manifestation de l'altération des centres corticaux du tonus.

» Dans tous les cas, il y a hypotonie, et l'acide formique paraît devoir exercer sur eux une action favorable. Dans le deuxième groupe, au contraire, le tonus est plutôt exagéré. C'est ce que l'on observe, par exemple, lorsque la lésion du faisceau pyramidal porte sur la portion médullaire de ce faisceau. Il y a hypertonie et même contracture des muscles (sclérose en plaques, lésions pyramidales descendantes).

» Quant à la maladie de Parkinson, nous ne sommes pas fixé. Dans la deuxième phase le tonus est très probablement exagéré. Dans la première, il est possible qu'une hypotonie précède l'hypertonie. »

Des observations qu'il a prises et qu'il serait trop long de publier ici. Clément conclut que dans *certains cas de tremblements*, l'*acide formique agit favorablement* avec une *rapidité* et une *énergie tout à fait remarquables*. Aucun agent thérapeutique ne peut lui être comparé sous ce rapport, et même l'hyoscyamine, le plus employé de tous, ne produit que des résultats insignifiants comparés à ceux de l'acide formique.

Il s'engage ensuite dans des rapprochements entre l'acide formique et l'antipyrine, où (pour intéressant soit-il) nous ne le suivrons pas.

*_**

Des différentes propriétés attribuées à l'acide formique, il résulte que l'action musculaire mise en lumière par Clément, suffit à les expliquer toutes. Nous disons toutes.

La chose est dèjà démontrée pour l'amélioration des fonctions vésicales, cérébrales, intestinales, laryngiennes, etc.

Quant au pouvoir diurétique signalé par tant de vieux auteurs et récemment vanté par Clément et Huchard, on peut très bien admettre que le rein sécrète beaucoup parce que la tunique musculaire de ses artères agissant bien, la circulation à laquelle la sécrétion est liée, se fait admirablement.

CHAPITRE VI

QU'EST-CE QUE L'ACIDE FORMIQUE ?

Non, les petites fourmis poursuivies sans merci par les apothicaires en quête de liqueur à préparer, ne seront plus traquées que par les gardes-chasses, éleveurs de faisans ; par les cultivateurs jaloux de leurs arbres fruitiers.

Cela se passe même ainsi depuis longtemps.

L'acide formique CH^2O^2 se peut préparer au moyen de l'acide cyanhydrique, du chloroforme, de l'alcool méthyfi-que, etc.

L'union de l'hydrogène et de l'acide carbonique se réalise en soumettant leur mélange à l'action de l'effluve électrique : ou en faisant agir l'acide carbonique humide sur le potassium, ou encore lorsqu'on traite les bicarbonates alcalins et par l'amalgame de sodium.

De plus, on obtient de l'acide formique par la distillation sèche ou l'oxydation de diverses substances organiques ; comme l'amidon, par exemple (Scheele) ou par leur décompo-sition au moyen de l'acide sulfurique concentré.

Mais ce sont là des procédés délaissés ; presque autant que l'extraction animale ou végétale.

C'est à Berthelot, dont la science sur tant de points a bouleversé le monde, que nous devons le moyen, en vogue chez tous les industriels.

Ce moyen le voici :

On ajoute à de la glycérine sirupeuse de l'acide oxalique cristallisé et l'on chauffe jusqu'à 100-110 et il dégage de l'acide formique aqueux. Lorsque le dégagement cesse, on ajoute de nouveau de l'acide oxalique et la réaction recommence, la glycérine peut servir indéfiniment.

On obtient ainsi de l'acide formique aqueux renfermant environ 55 pour cent d'acide.

Dans le procédé primitif, on ajoutait, en même temps que l'acide oxalique, une certaine quantité d'eau qui était considérée comme nécessaire à la préparation.

Pour l'avoir anhydre on peut distiller dans le vide l'acide aqueux, en présence d'acide sulfurique ou encore décomposer le méthanoate de plomb sec par l'hydrogène sulfuré.

Le mécanisme de formation de l'acide formique est le suivant. L'acide oxalique (éthane dioïque) chauffé avec la glycérine donne d'abord l'éther oxalique de la glycérine, en même temps qu'il s'élimine une molécule d'eau ; puis cet éther à 100-110° perd CO^2 aux dépens de l'acide oxalique et se transforme en éther monoformique.

Enfin l'eau formée dans la première réaction saponifie cet éther et régénère la glycérine et la méthanoïque. Ce qui explique le rôle presque indéfini de la glycérine.

C'en est assez.

Contentons-nous de signaler quelques propriétés physiques de l'acide formique permettant de le reconnaître ; car l'on se sent déconcerté quand on songe que certains pharmaciens involontairement, vendirent à des clients du formol pour de l'acide formique.

L'acide formique possède une odeur âcre, *sui generis*.

Il bout à 101°. Sa densité à 0° = 1,2415 ; bien entendu celle des solutions varie avec le titre de ces dernières.

L'acide formique est soluble dans l'eau en toute proportion. C'est un réducteur énergique.

Il est très employé en teinture et certains de ses dérivés, en particulier les formiates d'éthyle, sont employés par les liquoristes pour fabriquer le rhum synthétique.

Capable de fournir un grand nombre de composés ; chacun d'eux sera peut-être un jour précieux pour les thérapeutes, en leur fournissant les propriétés du radical formique avec quelques variantes (1).

---

(1) Pour plus de détails Wurtz Bernthsen.

CHAPITRE VII

COMMENT AGIT L'ACIDE FORMIQUE ?

« Felix qui potuit rerum
cognoscere causas. »

Huchard a tendance à croire que les formiates agissent en
grande partie, en produisant une certaine anesthésie musculaire et en diminuant ainsi la sensation douloureuse de la fatigue musculaire. Le fait lui semble prouvé par la disparition de
cette douleur dans les muscles agissant sur l'ergographe et
cela dès qu'une certaine dose de formiates a été absorbée.

Clément rejette cette hypothèse. Certains malades atteints
de poussées rhumatismales, de tiraillements musculaires furent soumis, sans résultats de soulagement, au traitement par
l'acide formique.

Après avoir passé en revue d'autres hypothèses, qu'il re-
pousse, et pour cause, il s'est arrêté (depuis quelque temps
déjà) à l'idée que ce corps, à l'instar de ces minuscules organes
que sont les capsules surrénales, neutraliseraient les toxines,
produits de déchets amenant la fatigue.

Ces organes finement hâchés ont été mis en macération
dans de l'eau alcoolisée et confiée à M. Nicolle, licencié ès
sciences, chimiste très distingué, pour y rechercher l'acide
formique.

Voici le résultat de l'analyse réuni par ce dernier (1) :

Recherche de l'acide formique dans un liquide. — Ce liquide a tout d'abord été traité par un léger excès d'eau de baryte pour le neutraliser et en même temps précipiter les phosphates, sulfates et la majeure partie des albuminoïdes.

Pour enlever le petit excès de baryte, j'ai fait passer à froid dans ce liquide un courant d'acide carbonique. La liqueur obtenue a été portée vers 100° C. pendant quelques instants en présence d'un peu de noir de sang chimiquement pur, puis filtrée.

On a lavé sur le filtre et les eaux de lavage réunies à la totalité du liquide primitif ont été concentrées dans le vide à 40° pour éviter toute cause d'altération.

Le résidu, dissous dans une petite quantité d'eau, a donné les réactions suivantes :

1° Il réduit la liqueur de Fehling ;

2° Traité par l'acide sulfurique, on perçoit une odeur piquante ;

3° Traité par une solution de bichlorure de mercure et en chauffant un peu on a formation d'un trouble dans la liqueur ;

4° Chauffé avec un excès d'acide sulfurique en présence d'alcool éthylique, j'ai cru percevoir l'odeur du formiate d'éthyle (odeur de rhum).

La première réaction n'est pas caractéristique de l'acide formique, elle est commune à beaucoup de corps organiques, tels que la glucose, albuminoïdes, etc.

La deuxième caractérise presque tous les acides de la série grasse : acide formique, acétique, valérique, caproïque, caprylique.

---

(1) *Lyon médical*, 17 juillet 1805.

On ne peut donc en tirer aucune certitude pour l'acide formique.

La troisième est tout à fait probante pour l'acide formique ; je ne pense pas que d'autres produits existants dans le liquide puissent donner cette réaction.

La quatrième peut prêter à confusion, cette odeur pouvant se confondre avec d'autres analogues.

En résumé, et pour conclure, je dirai que *la présence de l'acide formique dans le liquide est certaine*, car me basant sur les essais faits, je ne crois pas qu'aucun autre produit que l'acide formique puisse donner la *réduction du sublimé à l'état de calomel, du moins dans le liquide examiné.*

Il résulte de cette recherche qu'il est très probable que les capsules surrénales aient, entre autres fonctions, celle de sécréter une certaine quantité d'acide formique.

On ne peut pas être affirmatif, parce qu'on a trouvé la présence de cet acide dans divers tissus animaux.

Clément a pensé néanmoins qu'il était important d'appeler l'attention des physiologistes sur ce point intéressant.

CHAPITRE VIII

THERAPEUTIQUE

« La manière de donner vaut autant que
ce que l'on donne »

Depuis que les formiates sont entrés dans la grande thérapeutique, les préparations abondent.

Il importe de donner ici un moyen simple, pratique (vu que
ce doit être un médicament des pauvres) économique, de prescrire l'acide formique.

Ce procédé, qui est celui de Clément, faisant autorité en la
matière, le voici :

Mettre dix à douze gouttes d'acide formique dans demi-
verre d'eau, y ajouter du bicarbonate de soude jusqu'à neutralisation, c'est-à-dire jusqu'à cessation d'effervescence.
Boire le mélange ; agir ainsi trois fois par jour en moyenne.
De préférence quelques instants avant les repas.

Lorsque la solution aqueuse d'acide formique a été bien
neutralisée, le breuvage n'est pas désagréable.

Aux difficiles, on peut permettre d'ajouter une cuillerée de
curaçao ou de sirop d'écorces d'oranges amères.

Quant aux formiates très instables, ils s'altèrent rapidement.

Donc, autant que possible il faut ne pas prescrire les formiates ; mais se contenter de faire prendre aux malades les for-
miatés naissants, les plus actifs, préparés comme il est dit
plus haut, avec de l'acide formique et du bicarbonate de
soude.

OBSERVATIONS

OBSERVATION PREMIÈRE

(N° 16. — Service du professeur Grasset.)

H.-C. H..., charretier, 29 ans. Entre 11 mai 1905.

Antécédents personnels. — Alcoolisme depuis l'àge de 16 ans. A l'âge de 16 ans, vin, rhum; au régiment, rhum, absinthe, 8 à 10; après régiment, absinthe moins souvent.

Antécédents héréditaires. — Père mort d'accident. Mère morte après accouchement, le jour même.

Maladie actuelle. — Entre pour tremblements survenus depuis plusieurs années, surtout depuis huit à dix jours. De plus, troubles cérébraux, perte de mémoire des faits récents. Pas de crise délirante ni agitation.

A eu ces derniers jours quelques crises de tremblements. Crampes, vertiges, vue trouble quelquefois. Rêvasseries : accidents, zoopsies, précipices, chutes, rêves professionnels.

Tremblements des doigts assez rapides, réguliers, peu étendus, à peu près exclusivement verticaux.

Tremble beaucoup depuis six jours. Tension = 17.

Pas de pollakiurie. Réflexes non exagérés, pas de douleurs de névrites, ni fièvre, ni aucune localisation cardio-pulmonaire.

Traitement. — Acide formique, **XXX** gouttes par jour.

13 mai. — Dès le soir, le malade se rend déjà compte que ses tremblements sont moins intenses qu'ils n'étaient au matin.

16 mai. — Continuation d'acide formique. Le malade étend la main, et l'on constate que l'étendue et l'ampleur des tremblements ont diminué dans de très grandes proportions. Le malade traduit le contentement qu'il éprouve en déclarant que ses tremblements ont diminué d'un bon tiers et même plus, ajoute-t-il.

Quelques jours après, le malade sort ; l'amélioration persiste.

OBSERVATION II

(Salle Fouquet, n° 20. — Service du professeur Grasset.)

J.-M. P..., terrassier, 51 ans. Entre le 8 mai 1905, pour tremblements généralisés. Fait une chute de plusieurs mètres le 2 juillet 1905.

A pu se lever et aller chez lui. A vu le médecin le lendemain. On constate à ce moment une fracture de côte à gauche. Bandage de corps, puis contusions cutanées.

Cinq mois après l'accident, commence à trembler.

Troubles de la mémoire, amnésie des faits récents.

Tremble de partout, membres, menton, langue ; instabilité des paupières. Strabisme interne.

Crampes douloureuses quand on le découvre au contact de l'air. Pas de Babinski. Papilles égales. Tremble quand on regarde les yeux.

Le 10 mai, on amène à son côté, comme voisin de lit, un P. G. P. qui délirait. Notre malade se met à délirer aussi.

Confusion mentale.

Cette nuit, il se lève et va crier dans un coin de la salle.

Se trompe quelquefois de lit.

Bredouille beaucoup en parlant.

Traitement. — Acide formique le 10 mai, XXX gouttes.

Le 13 mai, notre malade nous déclare qu'il se sent mieux.
Les tremblements persistent, mais leur diminution est réelle ;
l'épreuve qui consiste à porter aux lèvres un verre plein
d'eau, épreuve qu'il ne pouvait faire avant sans verser sur ses
vêtements une grande partie du contenu, cette épreuve, dis-je,
se fait maintenant sans difficulté aucune.

Les tremblements vont en diminuant, mais ne cessent pas
complètement.

OBSERVATION III

(Salle Espéronnier, n° 8. — Service du professeur Grasset.)

L. G..., domestique, 34 ans. Entre le 3 mai 1905, pour
douleur d'estomac et de ventre depuis six mois ; aurait eu
antérieurement, il y a un an, période de douleur aiguë. Aspect
lisse de la peau.

Douleurs d'estomac et vomissements alimentaires rapides
après les repas. Quelquefois matières noirâtres dans les vomissements.

Constipation. Pas de mælena remarqué.

A beaucoup maigri.

Asthénie.

Douleur au creux épigastrique et même dans tout le ventre.
Battements aortiques au creux épigastrique. Pas de réaction de
défense à la palpation.

Jamais de crises de nerfs. Quelques céphalées ou vertiges.
Quelques pollakiuries nocturnes.

Ne tousse pas, ne crache pas. Un peu de dyspnée d'effort.

Aspect lisse et luisant de la peau des joues. Pas d'ictère
aux conjonctives.

Diagnostic. — Asthénie d'Addison.

5

Traitement. — Acide formique, XXX gouttes par jour.

10 mai. — Les vomissements ont cessé. L'appétit est augmenté, ce dont la malade est tout heureuse.

OBSERVATION IV

(Salle Espéronnier, n° 19. — Service du professeur Grasset.)

M. P..., ménagère. Entre le 6 mars 1905. Vient de la Maternité, où elle a accouché il y a onze jours. Toussait pendant sa grossesse. C'est la septième grossesse, avec allaitement.

A maigri, fatigues faciles, sueurs nocturnes. Dyspnée facile, quelques palpitations. Tube digestif en assez bon état.

Examen.— Devant : percussion, submatité, vibrations augmentées; respiration rude prolongée. Derrière : matité sommet et base, expiration prolongée ; craquements secs, frottement à la base.

Rentrée le 28. Mêmes lésions.

Traitement. — Acide formique, XXX gouttes par jour.

L'état général de la malade, au bout de quelques jours, paraît s'être amélioré ; la malade se lève, ce qu'elle ne faisait pas avant.

Nous avons pu nous rendre compte chez elle de la valeur diurétique de l'acide formique.

La malade urinait, avant de suivre le traitement, 1.500 à 1.600 c. c. d'urines dans les 24 heures ; nous donnons l'acide formique, les mictions sont plus fréquentes ; la malade se lève la nuit pour uriner, et de 1.500 c. c., l'urine des 24 heures passe à 1.800. Nous supprimons l'acide formique et l'urine revient à 1.600 environ, et la malade n'éprouve plus le besoin de se lever la nuit.

CONCLUSIONS

I. — L'acide formique possède une action toni-mus-culaire bien supérieure à celle de tous les corps connus jusqu'à ce jour.

II. — Cette action dont nous devons la connaissance à Clément se manifeste non seulement sur les fibres striées mais encore sur les fibres lisses, témoin les résultats vraiment remarquables produits par ce corps sur le muscle vésical.

III. — Tous ou presque tous les organes contenant des fibres musculaires, on comprend aisément qu'il n'est point paradoxal de parler de l'amélioration par l'acide formique du larynx, du système artériel, etc.

IV. — Le pouvoir diurétique se ramène encore à une action musculaire. Suivant toute probabilité il semble dû à la bonne irrigation du rein, par suite du fonctionnement parfait des artères dont la tunique musculaire est excitée dans son fonctionnement.

V. — L'explication précédente s'applique au cerveau dont le pouvoir réside dans une riche irrigation

VI. — Cette action musculaire est nettement confirmée en clinique par les résultats que fournit l'acide formique dans les maladies à tremblements.

VII. Quant au mécanisme de cette action il semble être une neutralisation de toxines. Il y a quelques jours Clément publiait à l'appui de cette théorie des recherches montrant la présence de l'acide formique dans les capsules surrénales dont Langlois, Abelous, Charrin démontrèrent le rôle antitoxique.

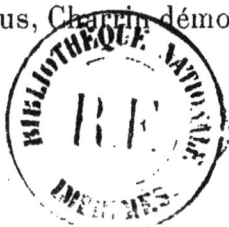

INDEX BIBLIOGRAPHIQUE

J. LIEBAULT. — Des quatre livres des secrets de la médecine et de la philosophie chimique, 1573.

AMBROISE PARÉ. — Livre des animaux et de l'excellence de l'homme, 1579.

MOUFFETUS. — « Insectorum sine minorum animalium theatrum », 1634.

J. DE RENOU. — Œuvres pharmaceutiques, 1637.

MYNSICHT. — Thesaurus et armamentorium medico-chymicum, 1641.

HOFFMAN. — Œuvres de Hoffman. 1647.

ASIBUS. — Historia naturalis, 1647.

ZWELFER. — Pharmacopeia angustiana, 1653.

LEMERY. — Pharmacopée universelle, 1697.

MOYSE CHARAS. — Pharmacopée royale galinique et chimique, 2ᵉ édit., 1717.

PLANCK. — Pharmacologie médico-chirurgicale spéciale, 1748.

VIREY. — Histoire naturelle des médicaments, 1820.

RAVIER. — Traitement des rhumatismes chroniques par l'acide formique, 1822.

RABUTEAU. — Eléments de thérapeutique et de pharmacologie, 1872.

HUGO SCHULZ. — Deut. Med. Wochens Die ameisen saüneals antiseptikürn, 1885.

KOWACS. — Centralbl., 1885.

GREHANT ET QUINQUAUD. — Ac. des sciences et archives de physiologie, 1887.

SOULIER. — Traité de thérapeutique et de pharmacologie, 1891.

CH. ROBIN. — Journal d'anatomie et de physiologie, 1891.

DUCLAUX. — Annales de l'Institut Pasteur, 1892.

ARNOZAN. — Traité de thérapeutique, 1900.

Garrigue. — Maladies microbiennes, 1903.

Clément. — Lyon médical, 3 août 1903.

—   —   19 février 1905.

—   —   7 mai 1905

—   —   8 juin 1905.

—   L'acide formique, 8 juin 1905.

Huchard. — Compte rendu de l'Académie de médecine, 14 mars 1905.

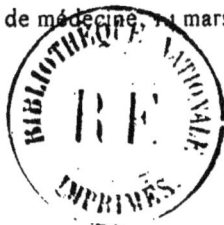